ÉTUDE

SUR

LES EAUX MINÉRALES

DE

CHATEL-GUYON

(Puy-de-Dôme);

PAR

LOUIS CHALOIN,

DOCTEUR EN MÉDECINE,

Ex-Prosecteur d'Anatomie à l'Hôpital Militaire d'Instruction de Strasbourg.

Mai 1862.

RIOM.

ULYSSE JOUVET, IMPRIMEUR-LIBRAIRE,

Rue de l'Hôtel-de-Ville, 10.

CHATEL-GUYON.

ÉTUDE

SUR

LES EAUX MINÉRALES

DE

CHATEL-GUYON

Près Riom (Puy-de-Dôme);

PAR

LOUIS CHALOIN,

DOCTEUR EN MÉDECINE,

Ex-Prosecteur d'Anatomie à l'Hôpital Militaire d'Instruction de Strasbourg,

Médecin consultant à Châtel-Guyon.

Juin 1862.

RIOM.

ULYSSE JOUVET, IMPRIMEUR-LIBRAIRE,

Rue de l'Hôtel-de-Ville, 10.

CHATEL-GUYON.

AVANT-PROPOS.

Cette notice, rédigée uniquement en vue d'une étude personnelle et destinée à demeurer enfouie dans des cartons, ne voit le jour que sur l'observation de quelques personnes qui ont pensé que les documents qu'elle renferme sur la nature et les propriétés spéciales des Eaux purgatives de Châtel-Guyon ainsi que sur les divers moyens d'action dont dispose l'Établissement thermal, pourraient offrir de l'intérêt aux médecins qui ne les connaissent pas encore, et aux malades qui ont l'intention de venir essayer l'efficacité de ces sources. Hasardons-nous donc, en présence de l'importance si considérable et si rapide de cette station thermale, et prévenons d'abord que cette notice n'a pas de prétention scientifique et qu'elle ne mérite que le simple titre d'étude.

Les eaux minérales de Châtel-Guyon commencent à peine à être connues; elles méritent, à beaucoup d'égards, qu'on les étudie sérieusement; mon but sera atteint si je peux contribuer à attirer sur elles l'attention des médecins.

Me basant, dans cette étude, sur l'expérience de mes confrères plus que sur la mienne, j'ai cherché à éviter l'exagération qui fait voir dans les Eaux que l'on étudie une panacée universelle.

I

LES SOURCES DE CHATEL-GUYON.

LEUR TEMPÉRATURE. — LEUR NATURE.

HISTORIQUE.

Au milieu d'un des plus beaux sites de l'Auvergne, cette Suisse française tant négligée du voyageur parce qu'elle est à la portée de tous, au pied de cette magnifique chaîne du **Puy-de-Dôme**, dans une délicieuse vallée, sont situés le village de Châtel-Guyon et ses Sources minérales.

Ces Eaux, remarquables par leurs propriétés purgatives, uniques en France (à ce degré du moins), ne se recommandent pas par leur histoire; les Romains ne paraissent pas les avoir connues; elles n'ont été illustrées par la visite d'aucun grand personnage.

Elles sont à peine connues depuis un siècle par les études de Chomel, Duclos, Raulin, Barse, etc.

Les eaux minérales de Châtel-Guyon sont extrêmement abondantes ; elles sourdent partout dans une grande étendue, accompagnées à leur sortie d'un dégagement considérable d'acide carbonique.

Captées à différentes reprises sous l'intelligente direction de M. Brosson, elles donnent en ce moment un total de 266,400 litres, employés en douches, piscines et bains.

II

ANALYSES.

Dufour, cité par Raulin, dit que ces eaux contiennent un fluide élastique, du fer en petite quantité, du sel marin à base alcaline, un sel de la nature du sel d'Epsom à base terreuse, dont une partie est devenue libre pendant l'évaporation, ainsi qu'une autre base de la nature des terres; que le gaz tient toutes ces matières en solution dans les eaux.

Raulin les cite comme thermales, gazeuses, acidules, purgatives ; il y signale la présence de la silice et de la magnésie ; il établit ensuite une comparaison entre les eaux de Châtel-Guyon et celles de Vichy ; il en établit la température qu'il dit être de 33 à 34 degrés centigrades, ce qui ferait croire qu'il y a eu élévation de température depuis l'année 1777, époque où il écrivait, car elle est aujourd'hui de 35 à 36 degrés centigrades. Il est possible aussi que cette différence tienne à la perfection plus ou moins grande des instruments employés pour la constater.

Bien plus récemment enfin, en 1840, M. Barse, pharmacien à Riom, fit une analyse de l'eau de Châtel-Guyon. En voici le résultat par litre d'eau :

Acide carbonique		0 litre 755
Sulfate de soude	1 gr. 700	
Hydrochlorate de soude	1 330	
— de magnésie	» 500	
Sulfate d'alumine	» 090	
Matière organique	» 007	
Carbonate de magnésie	» 170	
— de chaux	» 880	
— de fer	» 340	
Sulfate de chaux	» 074	
Silice	» 067	
Alumine	» 004	
Total :	5 gr. 162	

M. le docteur Nivet, professeur à l'école de médecine de Clermont-Ferrand, a fait également une analyse des eaux de Châtel-Guyon, il a trouvé :

Bi-carbonate de soude		traces
— de chaux	1 gr. 8027	
— de magnésie	» 2460	
— de fer	» 2228	
Sulfate de soude	» 5850	
— de chaux	» 0800	
— d'alumine		traces
Chlorure de sodium	2 4000	
— de magnésium	» 6230	
Alumine	» 0200	
Apocrénate de fer		traces
Matière organique		traces
Perte	» 1530	
Total :	6 gr. 1325	

M. Deval, ce médecin si savant et si judicieux, dont le souvenir est encore vivant dans tous les cœurs, a fait, en 1818, une analyse consciencieuse des eaux de Châtel-Guyon mais, à notre grand regret, il nous a été impossible de nous la procurer.

Enfin, à une époque toute récente, M. Chevallier, membre de l'Académie impériale de médecine, fut chargé de faire l'analyse des eaux qui nous occupent. Voici le résultat auquel il est arrivé :

Ses premiers essais, dit-il, ont été faits dans le but de rechercher dans ces eaux la présence de l'iode et du brôme ; le résultat en fut négatif.

Procédant ensuite à la recherche de l'arsenic, il obtint, à l'appareil de Marsh fonctionnant à blanc et ne fournissant que de l'hydrogène pur, des taches qui furent reconnues, après avoir été essayées, pour être de nature arsenicale ; les eaux de Châtel-Guyon contiennent donc une petite quantité d'arsenic.

Ces eaux sont incolores, inodores, limpides, lorsqu'on laisse en repos les vases qui les contiennent ; si on les agite, on remarque que des flocons se précipitent au fond du vase ; ces flocons sont de couleur jaunâtre et de nature ferrugineuse.

Les abords des sources et les conduits par lesquels elles s'écoulent offrent une couche assez épaisse de cette matière ocracée ferrugineuse.

La saveur des eaux est salée, et le goût salé qu'on ressent à quelque chose de particulier.

La quantité de matières fixes contenues dans un litre d'eau s'élevait à 6 grammes; cette quantité obtenue est plus forte que celle constatée par Duclós, qui était de 5 grammes 84 centigr.; que celle obtenue par Jules Barse, qui était de 5 grammes 162 milligr.; elle est un peu au-dessous de 6 grammes 132 milligr. obtenus par M. Nivet.

N'opérant pas sur les lieux, M. Chevallier ne pouvait pas évaluer d'une manière positive la quantité d'acide carbonique qui est considérable. La composition des principes fixes trouvés a été celle-ci :

Chlorure d'alumine	0 gr.	130
— de magnésium	»	034
— de calcium	»	120
— de sodium	3	100
Sulfate de chaux	»	277
— de magnésie	»	093
— de soude	»	093
— de potasse	»	111
Carbonate de fer	»	350
— de chaux	»	514
— de magnésie	»	825
— d'alumine	»	080
Arsenic, matière organique, perte	»	273
Total:	6 gr.	»»»

L'examen du fer contenu dans les eaux a démontré que ce fer contenait une petite quantité de manganèse; le manganèse se trouve aussi dans les résidus que les eaux laissent déposer.

A une centaine de mètres de l'Établissement thermal jaillit une petite source, captée tout récemment, contenant les mêmes principes minéralisateurs que les autres sources, mais ayant une température bien plus basse; aussi beaucoup de personnes la trouvent-elles plus agréable à boire. On la recommande de préférence aux personnes chlorotiques dont l'estomac susceptible accepte bien mieux et digère beaucoup plus facilement une eau froide qu'une eau à 35°.

Maintenant que nous connaissons la composition chimique des eaux de Châtel-Guyon, voyons quel est leur mode d'action sur les organes, et quelles sont les maladies qui peuvent réclamer leur emploi.

III

CONSIDÉRATIONS GÉNÉRALES

SUR L'ACTION PHARMACO - DYNAMIQUE DES EAUX DE CHATEL-GUYON.

Les Eaux minérales sont presque toujours des médicaments très-complexes, renfermant chacune plusieurs principes actifs; c'est suivant que l'un ou l'autre de ces principes prédomine dans une eau minérale, qu'on la range dans telle ou telle des classes admises par les balnéographes.

Disons de suite que nous préfèrerions de beaucoup des classifications médicales, basées sur la clinique, aux classifications chimiques. — L'analyse chimique a d'incontestables utilités scientifiques; mais au point de vue pratique, que nous apprend-elle?

A priori, il est très-difficile de dire quelle sera l'action d'une source minérale nouvellement découverte; on ne sait pas quel sera celui de ses principes constituants qui manifestera le plus d'action ; et puis il existe peut-être, dans les eaux minérales, des substances qui ont jusqu'à présent échappé à l'analyse chimique et qu'elle découvrira un jour. Peut-être aussi des différences dans la combinaison moléculaire, inappréciables à nos modes d'investigation actuels, peuvent-elles entraîner des modifications dans leur action sur l'économie animale ?

L'analyse chimique est d'un grand secours pour apprécier l'effet *probable* d'une eau minérale ; mais nos connaissances ne sont positives que lorsque des expériences cliniques nous ont appris quel rang devra occuper la source dans le cadre de la matière médicale.

En effet, à quoi nous servirait, au point de vue pratique, que la chimie plaçât les eaux de Châtel-Guyon dans la classe des acidules-salines, confondues dans la foule des eaux de même nature dont les propriétés médicales sont très-différentes, si l'expérience ne venait pas nous démontrer que la quantité de sulfate de magnésie et de soude, contenue dans ces eaux, combinée aux autres sels, constitue un excitant puissant et un purgatif énergique ?

Combien la nature a-t-elle de secrets qu'elle conserve avec un soin jaloux ? Ainsi, tandis que pour obtenir une purgation nous sommes obligé d'administrer 40 et 50 grammes de sulfate de magnésie, quelques verres d'eau de Châtel-Guyon, ne contenant qu'une très-minime quantité de ce sel, produisent des effets bien plus certains.

Reconnaissons à l'analyse chimique, en ce qui concerne les eaux minérales, une importance considérable au point de vue scientifique; mais au point de vue de l'action thérapeutique, tenons-nous-en à l'expérience et à l'observation journalière des faits et voyons ce qu'elles nous enseignent.

Pour nous, les eaux minérales se classent, comme cela a déjà été dit, suivant leurs plus ou moins grandes propriétés excitantes. A ce propos, je poserai d'abord ce principe, qui est pour moi d'une exacte vérité : c'est que les eaux minérales n'ont d'action qu'en vertu et en proportion de l'excitation qu'elles produisent. Cette proposition ne m'est pas personnelle, mais je m'y associe complètement.

Pour bien étudier l'action de l'eau minérale de Châtel-Guyon sur nos organes, nous diviserons son action dynamique, en période d'*excitation générale* et en période d'*excitation spéciale* sur les organes de la digestion ou *action purgative*.

EXCITATION GÉNÉRALE.

Par médication excitante, disent MM. les docteurs Trousseau et Pidoux, nous entendons tout mode de traitement capable de susciter une forme de fièvre caractérisée par un surcroît d'énergie dans l'impulsion du cœur et dans la fréquence de ses battements, par l'augmentation de la chaleur de la peau et par les modifications nombreuses des phénomènes intimes de nutrition qui accompagnent ordinairement ce que, dans le langage pathologique, on est convenu d'appeler la fièvre inflammatoire éphémère.

Eh bien, qu'observons-nous? Après quelques jours de l'usage des eaux de Châtel-Guyon, elles impriment une activité plus grande à la nutrition et à l'assimilation, et par là réagissent sur tout l'organisme.

Le pouls s'accélère légèrement, devient plus fort, plus développé; la respiration plus fréquente; les mouvements musculaires plus libres, plus énergiques; les sécrétions des muqueuses respiratoire et génitale sont souvent augmentées.

Voilà ce qui se produit généralement dans les premiers jours de l'usage des eaux de Châtel-Guyon; excitation générale de toute l'économie que les malades ont caractérisée eux-mêmes du nom de *poussée* des eaux.

Cette excitation est portée, chez beaucoup, assez loin pour exiger un séjour au lit et des soins de quelques jours; c'est alors que, sous l'influence de cette excitation, on voit les affections chroniques faire un retour à l'état aigu et devenir ainsi beaucoup plus accessibles aux moyens thérapeutiques.

Je le répète, c'est dans cette période que tout ce qui est affection ancienne revêt un caractère d'acuité; une fièvre locale s'allume dans tout ce qui est engorgement ou inflammation chronique.

Alors certaines congestions, qui ordinairement s'éternisent, reçoivent une impulsion qu'on peut dire physiologique, et l'on voit s'amender tout d'abord ce qui est subinflammation, ce qui est vieux foyer pathologique; c'est alors que se commence la guérison de toutes ces douleurs à cause métastatique, de toutes ces inflammations qui portent le stigmate d'un vice scrofuleux, herpétique ou syphilitique.

C'est dans cette période que se trouve presque toujours la mesure des avantages que les malades doivent attendre de l'usage des eaux, si elle n'est pas contrariée par des temps humides et froids ou, ce qui arrive le plus souvent, par des imprudences ou des écarts de régime.

Les eaux de Châtel-Guyon, grâce à leurs propriétés excitantes, agissent toujours très-activement là où il existe un foyer pathologique ancien ; c'est dire qu'elles s'adressent à presque toutes les affections chroniques ; les engorgements chroniques du foie, de la rate, de l'utérus, y guérissent aussi bien et mieux qu'à Vichy, à qui on a fait une réputation spéciale pour ces maladies.

Les eaux de Châtel-Guyon sont donc déjà d'une manière générale des excitants très-énergiques ; leur action doit donc être dirigée avec beaucoup de soin et de vigilance.

Il importe de noter ici, qu'en remuant nos organes de la sorte, les eaux minérales de Châtel-Guyon ne peuvent pas être une panacée universelle ; il est évident, au contraire, qu'elles doivent être funestes à toutes les désorganisations graves de la poitrine, du cœur, etc. ; elles ne peuvent que nuire à toutes les inflammations qui ont trop altéré les muqueuses et les séreuses, car nous savons que, dans le plus grand nombre de ces cas, le sommeil des irritations, des adhérences, des cicatrices et des ramollissements, constitue la vie des malades, et que le régime seul les maintient. Quand, au contraire, les organes affaiblis peuvent supporter une secousse ; quand ils peuvent, pour ainsi dire, servir de point d'appui à une puissance de réaction et de dérivation, on peut tout attendre de ces eaux.

EXCITATION SPÉCIALE SUR LE TUBE INTESTINAL.

ACTION PURGATIVE.

Outre l'action excitante générale, commune à toutes les eaux minérales, les eaux de Châtel-Guyon ont la propriété bien remarquable de stimuler l'intestin et de produire une action purgative.

Sous l'influence des doctrines humorales, les purgatifs faisaient rendre, mêlées aux urines, aux selles, des humeurs que l'on regardait comme la cause des maladies; on supposait que les *humeurs peccantes* étaient éconduites par les médicaments diurétiques et surtout par ceux qui donnaient lieu à la diarrhée.

Nous n'attachons plus de nos jours la même idée au mot purgatif; on admet des actions différentes sur différents organes, suivant les purgatifs employés.

Les phénomènes organiques sont cependant toujours les mêmes; l'ordre d'apparition des différents phénomènes peut seul varier.

Lorsqu'on fait usage des eaux de Châtel-Guyon en boisson, voici l'ordre d'apparition de ces différents phénomènes : d'abord, accélération du mouvement péristaltique, d'où un peu de colique, puis vient la congestion de la membrane muqueuse; les sécrétions folliculaires et glandulaires ne viennent que plus tard, quelquefois même au bout de quelques jours; l'appétit se conserve; l'estomac n'est pas irrité; c'est ce qui explique l'innocuité de ces eaux prises à dose modérée, innocuité qui rend compte de l'emploi prolongé que l'on peut en faire sans dommage pour la santé.

Cette action purgative des eaux de Châtel-Guyon est due, très-probablement, à la présence des sulfates de soude et de magnésie.

Les eaux de Châtel-Guyon n'ont pas une propriété purgative absolue sur l'économie animale; leurs effets sont relatifs non-seulement à leurs doses, mais encore au dégré de susceptibilité du conduit intestinal. J'ai souvent observé de ces anomalies curieuses. Tel malade obtenait plusieurs selles avec deux ou trois verres d'eau, tandis que tel autre n'obtenait d'effet purgatif qu'après plusieurs jours de l'emploi des eaux; chez d'autres, au contraire, l'effet était complètement nul; je dis l'effet purgatif, car dans ce dernier cas l'action de l'eau se traduisait presque toujours ou par une sécrétion exagérée d'urine ou par des sueurs abondantes.

D'autres fois j'ai vu des malades, réfractaires à des doses relativement fortes de purgatifs drastiques violents, obtenir des effets rapides avec l'emploi de l'eau minérale. Prise à la dose de quelques verres, elle détermine une sensation agréable de chaleur à l'estomac, excite cet organe, les intestins et les glandes du bas-ventre, augmente leurs sécrétions et produit par là des évacuations alvines et une diurèse plus abondante.

Lorsque cette dernière est très-forte, il arrive que la diarrhée est au contraire diminuée, que la constipation même se manifeste, ce que l'on observe quelquefois dans les premiers jours de l'usage de ces eaux.

L'afflux du sang, occasionné par l'excitation du tube digestif, est quelquefois assez considérable pour donner lieu à des congestions, qui se trahissent et se terminent par des écoulements hémorrhoïdaires, par le simple développement d'hémorrhoïdes, ou par une augmentation du flux menstruel.

Dans quelques cas, surtout lorsque les malades mal dirigés en boivent une très-grande quantité, l'usage de l'eau donne lieu à des acidités, des pyroses, des renvois ou des vomissements acides. Il survient de la gastralgie et même de la gastro-entérite. Je me rappelle avoir vu succomber, à une gastrite aiguë, un paysan du village de Saint-Bonnet qui avait bu, pendant plusieurs jours de suite, 30 verres d'eau par jour.

Les effets de l'eau de Châtel-Guyon sur le système nerveux ne sont que secondaires; en régularisant les fonctions digestives, en activant l'assimilation, elles peuvent diminuer, par suite, la surexcitation nerveuse.

Avant de passer en revue les maladies qui exigent l'emploi des eaux minérales de Châtel-Guyon et de celles qui en éprouvent une amélioration seulement, disons d'abord en thèse générale que l'expérience, d'accord avec l'art, prescrit de ne pas faire usage de ces eaux lorsque les symptômes d'une maladie commencent à sévir, car alors on peut surcharger de nouveaux accidents la maladie qui se développe; qu'en général il faut proscrire l'eau en boisson et redouter son action stimulante, lorsque la susceptibilité nerveuse est très-exaltée.

Les femmes, tant à cause du tempérament lymphatique qui les constitue pour la plupart que pour les affections provenant de l'utérus, dont les fonctions occupent une si grande place dans le système de leur organisation (leur susceptibilité nerveuse étant beaucoup plus exaltée que celle des hommes), réclament des soins bien plus assidus et une surveillance plus active pendant le traitement thermal.

Il faut également tenir largement compte du genre de vie, des habitudes; ainsi les gens de la campagne, accoutumés à un exercice laborieux, fortifiés par la vie au grand air, ont besoin d'une médication plus active que les malades des villes.

Cette règle cependant ne doit pas être trop généralisée car, vis-à-vis de ceux qui ont langui dans l'indigence, on devra tenir bien plus compte de l'élément ferrugineux que de l'élément purgatif des eaux ; les aliments simples et restaurants, associés au traitement, leur seront très-profitables, parce que chez eux le système digestif jouit d'une activité considérable.

En résumé, le traitement par les eaux purgatives de Châtel-Guyon pouvant offrir, soit par l'abus, soit par l'usage intempestif, des dangers réels, il est à désirer que les malades soient guidés dans leur traitement par un médecin.

TRAITEMENT EXTERNE.

Nous n'avons parlé jusqu'à présent que des effets généraux de l'eau prise en boisson; nous allons entrer dans quelques détails relatifs à ses applications externes.

L'eau minérale de Châtel-Guyon, par suite de ses propriétés excitantes reconnues communes à toutes les eaux minérales, est administrée extérieurement soit comme succédanée du traitement en boisson, soit employée d'une manière spéciale.

L'Établissement, parfaitement approprié à cet effet, contient les appareils et locaux où presque toutes les exigences médicales peuvent trouver leur application.

L'action de l'eau, à l'extérieur du corps, nous démontre clairement l'action excitante qu'elle possède à un haut degré. Les malades sortant des piscines sont littéralement couverts, pour la plupart, d'une éruption donnant lieu à des démangeaisons quelquefois assez vives.

On compte huit baignoires en laves de Volvic, contenant chacune un système de robinets placés au fond, qui permet d'augmenter ou de diminuer à volonté la température du bain suivant l'ordonnance du médecin et d'établir un courant continu d'eau minérale.

Quatre de ces cabinets de bains contiennent des appareils pour douches, qu'on peut appliquer à toutes les prescriptions thérapeutiques.

Deux piscines magnifiques, contenant chacune 15 mètres cubes d'eau, dans lesquelles on entretient un courant continuel qui renouvelle l'eau à chaque instant, peuvent donner plus de 600 bains par jour.

Relativement à la température de l'eau des piscines, on l'établit par des moyens semblables à ceux employés dans les baignoires.

Cet Établissement ne laisse rien à désirer, soit sous le point de vue du confortable, soit sous le point de vue des aménagements rendus indispensables par la nature essentiellement purgative des eaux.

Par suite de l'importance que prend la station thermale de Châtel-Guyon, des accroissements considérables vont être apportés prochainement dans le nombre des cabinets de bain, de douches, etc.

Nous nous portons facilement garant des égards et de l'affabilité que les malades trouveront auprès des propriétaire et directeur, et des bons soins de la part de leurs subordonnés; car nous les avons vus à l'œuvre et nous avons pu apprécier leur dévoûment et l'empressement avec lequel ils mettent à la disposition des malades et des médecins tout le confortable compatible avec les exigences du service.

IV

INDICATIONS ET CONTRE-INDICATIONS

DES EAUX DE CHATEL-GUYON.

Les réflexions qui précèdent peuvent déjà faire prévoir quelles seront les maladies contre lesquelles on emploiera avec succès les eaux de Châtel-Guyon et c lles pour lesquelles elles sont formellement contre-indiquées.

En thèse générale, lorsqu'il s'agit de modifier les fonctions perverties de l'estomac et des intestins, lorsqu'il faut activer la circulation abdominale, exciter les organes sécréteurs, régulariser la nutrition et l'assimilation, elles sont appelées à rendre de très-grands services.

Dans les cas, au contraire, de maladies aiguës, dans ceux où des inflammations chroniques ont une grande tendance à reprendre de l'acuité; dans les maladies où certains organes, tels que le cœur, le poumon, sont atteints de désorganisations graves, dont les progrès sont hâtés par tout ce qui augmente l'activité de la circulation, on devra s'en abstenir d'une manière absolue; le médecin, dans ces cas nombreux, doit considérer comme un devoir impérieux de renvoyer les malades dans leur famille et de leur interdire avec autorité l'usage des eaux.

De ces considérations il résulte que les malades, qui viennent prendre les eaux de Châtel-Guyon, doivent se confier aux soins d'un médecin qui, seul, sera juge de l'opportunité ou du danger de leur emploi.

Examinons maintenant quelles sont les maladies spéciales qui devront se trouver soulagées, amendées ou guéries par les eaux.

DYSPEPSIE. CONSTIPATIONS HABITUELLES.

On peut confondre, sous le nom général de dyspepsie, plusieurs affections dont les symptômes sont à peu près les mêmes : gastralgie, embarras gastrique, dyspepsie flatulente, etc. Les symptômes principaux consistent dans de mauvaises digestions avec les sensations pénibles qui les accompagnent, au point que certaines personnes sont obligées, pendant ces moments, d'ouvrir leurs vêtements.

L'estomac présente dans ces maladies la bizarre particularité de digérer tantôt avec facilité les substances les plus indigestes, tandis qu'à d'autres moments, les aliments les plus légers ne peuvent être supportés.

Tantôt il y a des renvois et des régurgitations acides, tantôt c'est un développement de gaz qui a lieu dans l'estomac et qui laisse, lorsqu'ils sont renvoyés, ou un goût désagréable ou un sentiment de brûlure à l'arrière-gorge; ces maladies s'accompagnent presque généralement de constipations opiniâtres, surtout chez les personnes qui mènent une vie sédentaire et qui exercent plus leurs facultés intellectuelles que leurs forces physiques.

En dehors des mauvaises digestions, les personnes atteintes de ces affections jouissent d'une bonne santé; mais si la maladie dure trop longtemps, les mauvaises digestions finissent par altérer la nutrition; le caractère s'aigrit, le malade s'affaiblit et les forces s'épuisent rapidement.

Dans ces affections si fréquentes, l'usage des eaux de Châtel-Guyon en boisson est d'une efficacité presque constante, surtout lorsqu'elles sont prises à la source; car alors l'air excitant des montagnes, l'éloignement des affaires, le repos de l'esprit, concourent puissamment à augmenter l'action des eaux.

Les réflexions sont les mêmes pour les constipations opiniâtres, qu'elles reconnaissent pour cause un trouble des fonctions de l'estomac ou une atonie de l'intestin.

Il y a constipation, quand chez un individu les évacuations alvines sont rares et les matières fécales dures et difficilement rendues.

Il peut y avoir constipation sans qu'aucun obstacle au cours des matières existe; il peut y avoir obstacle, soit que les matières elles-mêmes obturent l'intestin, soit que l'obstacle provienne d'un corps extérieur.

Le premier cas constitue un état habituel chez certaines personnes, une véritable maladie, liée le plus souvent à une phlegmasie chronique de l'intestin. Les causes prédisposantes sont d'ordinaire : la diminution de contractibilité des fibres musculaires, la diminution des sécrétions muqueuse et biliaire, le tempérament bilieux, les travaux de cabinet, les chagrins, etc.

L'emploi modéré des eaux de Châtel-Guyon et un régime convenable le font assez facilement disparaître.

Quant au second cas, nous n'en parlerons pas ; c'est un accident grave, heureusement fort rare, qui ne se présente presque jamais à l'observation d'un médecin d'Eaux minérales.

L'augmentation des matières fécales donne lieu quelquefois aux accidents ordinaires de l'étranglement interne ou externe ; ce sont des nausées, des vomissements, du météorisme, etc ; quelquefois, mais rarement cependant, de l'œdème dans les membres inférieurs, par suite de la compression des gros troncs veineux et enfin des hémorrhoïdes.

Les doses de l'eau varient suivant les indications de tempérament, de constitution, d'ancienneté de la maladie, de condition sociale, etc.

FIÈVRES PALUDÉENNES CHRONIQUES. ENGORGEMENTS DE LA RATE.

Dans les cas de fièvres à forme chronique et de cause miasmatique avec engorgement chronique de la rate, les eaux de Châtel-Guyon sont d'une grande efficacité, comme l'ont prouvé les nombreuses expériences de M. le docteur Aguilhon, sur les malades de la garnison de Riom en traitement à l'hôpital pour des fièvres d'Afrique; dans presque tous les cas, la résolution de l'engorgement de la rate était presque complète; mais elle revenait facilement sous l'influence de nouveaux accès de fièvre, si l'on n'avait pas la précaution de maintenir en même temps les malades sous l'influence de préparations de quinquina.

Les eaux, en facilitant et augmentant l'activité de la circulation, en même temps qu'elles occasionnent une dérivation puissante sur l'intestin, favorisent naturellement la résolution de ces engorgements, si surtout, comme on l'a dit, le sang modifié par l'infection paludéenne frappe d'atonie et de relâchement le tissu contractile de la rate et l'élément vasculo-aréolaire.

Du reste, quand l'explication physiologique du fait ne serait pas parfaitement démontrée, l'expérience est là, qui est venue nous montrer d'une manière positive l'efficacité des eaux de Châtel-Guyon dans les cas de fièvre rebelle avec engorgement de la rate.

ENGORGEMENTS DU FOIE.

Nous entendons par hépatite chronique, engorgement chronique du foie, les maladies qui intéressent le tissu propre du foie ; maladies occasionées le plus ordinairement par une congestion sanguine, fixe et continue, avec engorgement simple ou induré, récent ou chronique, le système nerveux de l'organe participant ou non à l'affection et causant de la douleur (hépatalgie), ou laissant l'organe indolore.

Nous faisons abstraction des maladies où l'altération de cet organe est constituée par la présence d'éléments nouveaux ou par la dégénérescence des éléments du foie, par exemple : cancer, tubercules, tissu fibreux, hydatides ; dans ces cas, les eaux de Châtel-Guyon ne peuvent absolument rien pour la guérison ; elles peuvent au contraire amener de graves accidents.

Le foie, de même que la rate, présente une aptitude particulière à l'engorgement chronique ou subaigu, souvent sous l'influence de dérangement dans les facultés digestives, souvent sous l'influence de causes qui lui sont propres; car l'engorgement du foie se présente fréquemment à l'observation sous forme de maladie simple et primitive.

Or, en stimulant les intestins et les organes qui y aboutissent, en activant la sécrétion et la circulation, les eaux combattent la stase sanguine et la tuméfaction de l'organe; elles agissent ici dans le même sens et beaucoup mieux que les autres fondants, les extraits végétaux et les sels que l'on emploie d'ordinaire dans ces cas.

L'action stimulante des eaux exaspère toujours la dégénérescence cancéreuse ou squirrheuse du foie; elles en hâtent la marche, et leur emploi inconsidéré peut augmenter les douleurs existantes et en faire naître de nouvelles.

Les engorgements simples du foie dont nous parlons n'offrent pas par eux-mêmes une gravité absolue, mais ce sont souvent des maladies très-longues, rebelles à tous les moyens médicamenteux et pour lesquelles on doit toujours craindre quelque transformation funeste. Ce sont de plus des affections pénibles, en ce que le caractère s'en ressent très-vivement; il s'aigrit, il devient inquiet, irascible, porté surtout à la contradiction, à la jalousie, au découragement; à l'hypocondrie, en un mot.

La présence d'un peu de sérosité aux extrémités n'est pas une contre-indication absolue au traitement par les eaux de Châtel-Guyon ; mais il est important, dans ce cas, de surveiller avec soin les malades.

Il est utile aussi, lorsque toutefois l'état des organes digestifs ne s'y oppose pas, d'administrer l'eau minérale à doses un peu élevées, car ce sont les maladies où l'eau peut être donnée en assez grande proportion et être tolérée le plus facilement.

Lorsque l'ictère, qui accompagne fréquemment les engorgements du foie, ne dépend pas de cause cancéreuse, squirrheuse ou autre, accompagnant l'engorgement, il se dissipe généralement vite sous l'influence des eaux.

Les eaux réussiraient peut-être dans les cas d'ascite ou d'anasarque, causés par l'engorgement du foie, mais il faudrait agir avec précaution, car il est probable qu'elles seraient difficilement tolérées ; mon expérience à cet égard n'est pas suffisante pour trancher la question.

CALCULS BILIAIRES.

L'irritation spéciale du duodénum, propagée à la vésicule du fiel sous l'influence des eaux, doit provoquer l'expulsion des calculs biliaires et, par suite, occasionner du soulagement et même la guérison, en guérissant l'affection du foie si elle n'est pas compliquée ; mais je ne puis croire au ramollissement des calculs dans la vésicule, comme on l'a prétendu à propos des eaux de Vichy. Les eaux agissent probablement, en apportant aux organes sécréteurs une tonicité nouvelle, en modifiant peut-être la nature chimique de la bile, en produisant, pour ainsi dire, une bile normale, par suite de la régularisation des fonctions du foie. Mais cela n'est évidemment qu'une hypothèse ; il est souvent extrêmement difficile de diagnostiquer la présence de calculs biliaires et de ne pas confondre les coliques qu'ils occasionnent avec les accès de gastralgie ou d'entéralgie.

Dans tous les cas, les malades qui auront éprouvé de l'amélioration par l'usage des eaux de Châtel-Guyon agiront prudemment en en continuant l'usage pendant un certain temps, à domicile.

Si des coliques hépatiques éclatent pendant le traitement, il faut immédiatement le cesser et ne pas trop se hâter de le reprendre, malgré le désir impatient des malades.

HÉMORRHOIDES.

Les eaux de Châtel-Guyon agissent dans ces affections en déterminant une congestion dans les vaisseaux hémorrhoïdaux et en facilitant par suite le flux sanguin, résultat d'autant plus important que certains individus, porteurs d'hémorrhoïdes, sont affectés de dyspepsie, de constipation, de douleurs très-vives à l'anus pendant la défécation ; que d'autres malades sont sujets à des flux de sang périodiques par l'anus, et ces écoulements, tardant à paraître, occasionnent des congestions vers d'autres organes, d'où peuvent résulter des accidents graves, tels que des apoplexies, des hémoptysies, des hématémèses, etc. Tous ces accidents disparaissent lorsque le flux hémorrhoïdal reparaît.

GRAVELLE.

Sans vouloir entrer dans aucune discussion chimique touchant l'action des eaux sur les calculs urinaires, question qui a été traitée très-savamment à plusieurs reprises à l'occasion des eaux de Vichy, nous dirons que ces maladies se trouvent généralement très-bien de l'usage des eaux de Châtel-Guyon ; ce résultat est-il dû à ce que la quantité d'eau ingérée augmente la diurèse et entraîne avec elle les graviers, à ce que la composition de l'urine se trouve modifiée, ou à ce que les séreuses subissent des modifications? Nous l'ignorons. Quoi qu'il en soit de toute théorie, l'expérience, ce juge souverain en médecine pratique, a prononcé et a sanctionné l'efficacité de l'usage interne de l'eau de Châtel-Guyon dans la diathèse urique.

Un des premiers effets du traitement est, en général, d'éclaircir l'urine et d'en faire disparaître les sédiments et le sable, s'il en existe.

La gravelle n'est souvent qu'une légère incommodité à laquelle on peut à peine donner le nom de maladie ; il ne faut cependant dans aucun cas la négliger; car sous l'influence d'un mauvais régime, de mauvaises conditions hygiéniques, elle s'aggrave facilement et donne lieu à ces terribles accidents connus sous le nom de coliques néphrétiques.

Les guérisons radicales de la gravelle sont chose rare, car cette maladie est rarement due à des causes accidentelles ; elle est ordinairement produite par une constitution spéciale de l'organisme et des habitudes hygiéniques particulières ; souvent aussi elle reconnait pour cause première, l'hérédité.

De telles causes sont presque impossibles à détruire; on peut tout au plus en amoindrir les conséquences et changer une affection grave, extrêmement douloureuse à certains moments, en une affection légère exempte presque de douleurs.

Mais en dehors du traitement thermal qui doit être continué longtemps, il faut aux malades une bonne dose d'énergie et de volonté, pour changer leurs habitudes hygiéniques souvent fort invétérées.

Les doses d'eau minérale devront toujours être très-modérées, surtout lorsqu'il existe des douleurs rénales, qui sont presque toujours exaspérées lorsqu'on dépasse certaines limites.

CATARRHE DE LA VESSIE.

Nous venons de voir que les eaux de Châtel-Guyon modifiaient puissamment la sécrétion urinaire; en changeant la composition de l'urine, elles peuvent ainsi porter leur action sur la muqueuse de la vessie et en modifier avantageusement la vitalité. C'est ce qui a lieu dans les cas de catarrhe chronique de la vessie.

Cette affection est extrêmement fréquente chez les vieillards, chez lesquels elle s'accompagne le plus souvent d'incontinence d'urine.

Cette incontinence est souvent augmentée au début du traitement, mais on la voit diminuer peu à peu, à mesure que le sphincter de la vessie subit l'action stimulante de l'eau.

L'état catarrhal des urines varie depuis le trouble lactescent ou nuageux, jusqu'à l'état glaireux, épais et collant; cette matière, par le refroidissement, se rend au fond du vase pour s'y attacher, tandis que la partie liquide reste à la surface.

Les causes du catarrhe vésical sont très-nombreuses; il faut les rechercher avec soin et en tenir grand compte dans le traitement, car sans cela on s'exposerait à aggraver la maladie ou à n'agir que d'une manière incomplète.

Lorsque l'urine est un peu sanguinolente et que des douleurs se font sentir dans les lombes, c'est que l'eau a surexcité les reins, et il faut immédiatement en suspendre ou en modérer l'usage.

Les eaux rendent en même temps d'utiles services, en favorisant le rétablissement des fonctions digestives et par suite les forces physiques; la tristesse morale, conséquence fréquente de cette maladie, tend à disparaître, ainsi que les souffrances organiques que la vessie malade fait éprouver dans les différentes parties du corps.

Lorsque la prostate est très-volumineuse, le traitement est suivi d'effets bien moins certains, quoique l'hypertrophie de cet organe soit quelquefois diminuée sous l'influence des eaux.

Les malades guéris ou seulement soulagés par les eaux, devront, pour éviter le retour de la maladie, observer avec sévérité les soins hygiéniques; ils devront prendre pour base de leur alimentation des aliments doux et légers, faciles à digérer quoique très-nutritifs cependant.

Ils auront soin surtout de vider la vessie chaque fois qu'un besoin même léger se fera sentir.

CHLOROSE OU PALES-COULEURS.

La chlorose est sans contredit une maladie extrêmement répandue; il est peu de femmes du monde qui n'en aient plus ou moins éprouvé les atteintes. Elle se présente aussi avec la cachexie anémique, poussée au plus haut degré ; mais en restant même dans des limites moyennes, la chlorose est toujours une affection pénible.

Les digestions sont troublées, l'appétit est perverti, le système nerveux fournit un contingent souvent considérable d'accidents sérieux ; la tristesse s'empare des malades, ils n'ont de goût à rien, n'éprouvent de plaisir nulle part, pleurent au moindre motif, recherchent avidement la solitude et, à tous ces symptômes, viennent se joindre une faiblesse extrême, des palpitations de cœur, de l'oppression et des troubles graves dans les fonctions de l'utérus.

Le fer, sous toutes les formes, est presque toujours administré avec succès contre cette affection ; il l'est même très-souvent d'une manière empirique.

Nous avons foi entière en ce médicament, mais nous sommes convaincu qu'il n'est pas d'une absolue nécessité pour guérir la chlorose.

Les eaux de Châtel-Guyon sont d'une efficacité réelle dans ce cas. Comment agissent-elles? De trois manières, à notre avis.

D'abord il est incontestable que dans la chlorose la circulation, la digestion, la nutrition souffrent et altèrent rapidement la constitution ; or, les eaux, comme nous l'avons vu, rétablissent les fonctions digestives et donnent un coup de fouet à tout l'organisme ; voilà donc déjà une amélioration apportée à la maladie.

D'autre part, le fer, qui se trouve en proportion si notable dans les eaux, à l'état de solution qui permet le plus facilement son absorption, doit assurément jouer un rôle puissant dans la guérison de ces maladies.

Et enfin, les conditions hygiéniques qui entourent les malades dans notre station thermale : air pur de la montagne, paysages agrestes, promenades au grand air, distractions, ne sont-elles pas un adjuvant considérable au traitement?

Aussi, comme nous le disions au début de cet article, il est fort peu de chlorotiques qui n'éprouvent ou une guérison complète, ou une amélioration considérable, après un séjour de quelques semaines à Châtel-Guyon.

AMENORRHÉE, DYSMENORRHÉE, LEUCORRHÉE.

Les causes de l'amenorrhée sont assez nombreuses ; nous dirons seulement que les eaux de Châtel-Guyon conviennent surtout dans les cas d'amenorrhée, causes ou résultat de la chlorose, et chez les pléthoriques, quand il faut activer la circulation et porter le sang vers les vaisseaux du petit bassin.

Mais, dans ces cas divers, le mode d'administration de l'eau diffère considérablement ; tandis que pour les premières on conseillera les eaux de la source froide, à petites doses, les autres, au contraire, devront boire assez largement à la grande source.

Dans le dernier cas, on devra, en même temps qu'on usera de l'eau en boisson, faire usage de quelques douches ascendantes, de bains chauds, etc.

Les réflexions sont les mêmes pour la dysmenorrhée, et le mode d'action des eaux est le même ; le médecin seul est apte à reconnaître les causes de la maladie et à diriger le traitement en conséquence.

La leucorrhée (pertes blanches), est une affection tellement répandue, chez les habitants des villes surtout, qu'on la rencontre toujours en très-grand nombre dans toutes les stations d'Eaux minérales.

Quand la leucorrhée est due à une véritable atonie, l'amélioration est assez rapide à Châtel-Guyon, quoique l'écoulement soit un peu augmenté pendant les premiers jours du traitement.

Lorsque cette affection accompagne les engorgements de l'utérus, nous verrons bientôt qu'elle suit les modifications de cet organe par le traitement minéral.

Il est utile de joindre au traitement en boisson et en bains des injections avec l'eau ferrugineuse de la source froide.

Il faut également modifier le régime alimentaire et en écarter tout ce qui peut augmenter ce flux anormal.

ENGORGEMENTS DE L'UTÉRUS.

La guérison de engorgements de l'utérus, nous ne parlons que de ceux qui sont de nature purement inflammatoire, dépend de l'ancienneté et de l'étendue du mal; ceux qui sont récents se résoudront plus facilement que ceux qui sont chroniques.

Ceux qui reconnaissent une cause cancéreuse ou squirrheuse, doivent être éliminés; les eaux activeraient très-certainement leur développement et augmenteraient probablement les douleurs dans les engorgements utérins. Ce qui d'ordinaire résiste aux moyens thérapeutiques les mieux dirigés, c'est l'altération profonde de la santé due à l'état catarrhal, aux ulcérations, à la dysmenorrhée persistante, au relâchement des ligaments utérins, aux douleurs; il faut donc viser à ramener tous ces accidents à l'équilibre des fonctions, au type physiologique.

Or, ce que nous ne pouvons obtenir avec tous les moyens thérapeutiques ordinaires, on l'obtient avec les eaux minérales, et les eaux de Châtel-Guyon sont parfaitement propres à ce résultat; résolution des engorgements, rétablissement des fonctions digestives, menstruelles, modification puissante de toute l'économie, ce sont là leurs propriétés reconnues, observées, constatées.

BRONCHITE CHRONIQUE. CATARRHE PULMONAIRE.

Quoique ces maladies soient rares à Châtel-Guyon et ne s'y trouvent même souvent que d'une manière accidentelle, les eaux doivent les modifier beaucoup et les guérir même, soit par l'effet de l'excitation vasculaire, soit par la dérivation sur le canal intestinal et l'augmentation des secrétions abdominales.

PARALYSIES.

Dans les paralysies incomplètes, par suite de congestion ou d'apoplexie cérébrales, les effets de l'eau minérale de Châtel-Guyon sont très-marqués. Elles agissent à la fois comme dérivatif et elles facilitent la résorption des caillots qui compriment le cerveau. Les douches et les bains doivent être employés concurremment. Il est indispensable que le traitement soit continué pendant longtemps, en surveillant attentivement l'état du tube digestif. Nous conseillons même dans ces cas de faire deux saisons : l'une au mois de juin, et l'autre à la fin d'août ou au commencement de septembre.

On obtient également d'heureux résultats contre les paralysies consécutives à une affection rhumatismale, à une fracture, à une luxation ou à une forte contusion.

BLENNHORAGIE CHRONIQUE. SYPHILIS.

La blennhoragie chronique est une maladie désespérante par sa tenacité, pour le malade et pour le médecin; aussi, lorsque des exemples plus nombreux seront venus démontrer l'efficacité de l'eau de Châtel-Guyon dans ces cas, rendront-elles d'immenses services. On peut expliquer leur action bienfaisante par la modification apportée à l'urine et à l'activité imprimée à la circulation abdominale.

Les malades atteints de syphilis, se rendant très-rarement aux eaux dans le but de se traiter de cette maladie, il doit être dès-lors assez rare d'observer leur effet. Cependant, chez quelques personnes atteintes de cachexie syphilitique, qui venaient prendre les eaux pour des maladies étrangères à la syphilis ou supposées telles, les symptômes surexcités dès le début du traitement, subissaient peu à peu une amélioration marquée, au point qu'on voyait disparaître après quelques semaines de traitement, des roséoles et des psoriasis syphilitiques invétérés.

Étant chargé, en 1861, du service de santé de la garnison de Riom, nous avons envoyé à Châtel-Guyon beaucoup de sous-officiers et soldats, atteints d'accidents syphilitiques secondaires; nous avons, presque dans tous les cas, observé d'excellents résultats de ce traitement.

RHUMATISMES.

Le refroidissement étant une des causes les plus ordinaires des rhumatismes, cette maladie est extrêmement fréquente chez les hommes de la campagne qui sont exposés à toutes les intempéries atmosphériques. Aussi ces malades abondent-ils à Châtel-Guyon; mais la manière défectueuse dont ils suivent le traitement thermal, explique très-sûrement l'insuccès que quelques-uns retirent de leur séjour.

Nous avons vu des guérisons si belles et si complètes de rhumatisme articulaire chronique par les eaux de Châtel-Guyon, administrées en douches, en bains, en piscines, que nous n'hésitons pas à les vanter pour cette affection. Agissent-elles dans ces cas seulement par leur thermalité et l'excitation qu'elles produisent, ou par la nature particulière des éléments qu'elles renferment? Nous l'ignorons. Mais s'il est vrai qu'un fait bien établi vaut mieux que toutes les théories, nous avons par devers nous des observations recueillies minutieusement, qui constatent que des rhumatismes articulaires chroniques, rebelles à tous les moyens thérapeutiques ordinaires, ont cédé en quelques semaines à Châtel-Guyon et il n'est survenu aucune récidive depuis un an.

SCROFULES. RACHITISME.

Les eaux minérales de Châtel-Guyon conviennent toujours dans les cas de diathèse scrofuleuse.

Les manifestations ordinaires et dépendant essentiellement de la scrofule, sont : les engorgements des ganglions lymphatiques, du tissu cellulaire, des os et des articulations, avec tendance à la suppuration ; les dermatoses tuberculeuses, etc.

Puis viennent comme corollaires les affections de la peau : eczèma, pemphygus, etc., et les catarrhes des muqueuses.

Les scrofules se développent en général chez les individus lymphatiques, mais quelquefois aussi chez des sujets pléthoriques. Une médication identique ne peut donc convenir dans cette affection. La plupart des malades offrent un caractère général d'atonie et de faiblesse; d'autres, rares il est vrai, présentent au contraire une excitabilité nerveuse et des dispositions inflammatoires qu'il faut surveiller attentivement.

Comme l'art ne peut avoir la prétention de refaire le tempérament, ni de détruire la diathèse scrofuleuse elle-même, la thérapeutique doit s'attacher à prévenir les manifestations scrofuleuses qui pourraient menacer la vie par elle-même, ou celles qui doivent laisser une empreinte ineffaçable, déformations ou lésions organiques ou fonctionnelles, irréparables.

La simple prédisposition s'annonce, en général, par des gourmes et des éruptions humides; la guérison ou du moins l'amélioration s'en opère très-rapidement à Châtel-Guyon.

Il survient souvent, dans le cours du traitement, de l'excitabilité, quelques symptômes locaux subaigus, la fièvre éphémère dont nous avons parlé au début de cette notice; mais cette petite crise ne dure que quelques jours.

Quand il y a non plus seulement prédisposition, mais bien existence de scrofules, les eaux doivent être employées avec bien plus d'énergie; la guérison ou l'amélioration est alors subordonnée à la gravité des désordres.

Sous l'influence des eaux, et après quelque temps de leur usage, l'appétit des malades devient plus vif, les digestions se font mieux et plus régulièrement, leur teint s'anime, les chairs perdent de leur bouffissure et deviennent plus fermes; le ventre, s'il était auparavant gros et empâté, comme cela se voit si communément chez les enfants de cette constitution, acquiert de la souplesse, s'affaisse et revient à son état normal; enfin les forces se développent, et ils prennent sous tous les rapports l'aspect d'une meilleure santé.

Lorsque des malades ont eu des abcès qui suppurent encore, comme on en observe si souvent autour de la machoire inférieure, ces abcès prennent rapidement un nouvel aspect. Les trajets fistuleux et les plaies qui résultent de leur ouverture, au lieu de cet aspect pâle et blafard et de cette aréole tristement caractéristique qui les entourent, deviennent d'un rouge vermeil; le pus change d'aspect, la plaie se déterge et fait bientôt place à une cicatrice de bonne nature.

L'amélioration n'est pas toujours aussi prompte, et l'on ne peut même ordinairement bien apprécier l'amélioration produite par les eaux dans ce genre d'affection, que quelques semaines et quelquefois même bien plus longtemps après qu'on les a prises. Les résultats se font sentir assez rapidement chez les sujets très-jeunes, tandis que chez les individus arrivés à un certain âge, surtout lorsqu'ils ont des engorgements glandulaires anciens et très-durs, comme on en observe souvent le long du cou et ailleurs, sur le trajet des vaisseaux lymphatiques, ces résultats ne s'obtiennent qu'avec une extrême lenteur.

Les auxiliaires indispensables au traitement thermal sont, sans contredit, la respiration d'un air pur et riche en oxigène, une fréquente insolation et le régime alimentaire.

La diathèse lymphatique n'étant pour ainsi dire qu'un premier degré de la diathèse scrofuleuse, les indications thérapeutiques et hygiéniques sont exactement les mêmes, et les eaux de Châtel-Guyon lui conviennent également. Leur effet le plus ordinaire, pourvu toutefois qu'on n'en fasse pas un usage exagéré, est de développer l'appétit et d'entraîner un sentiment de bien-être et de force. Les eaux doivent être employées dans ces cas plutôt à titre d'altérant que de purgatif; il faut éviter de purger d'une manière trop continue; à petites doses, on obtiendra plutôt un effet diurétique, qui aura bien plus d'action que les supersécrétions intestinales.

Le fer contenu dans les eaux est un adjuvant précieux, qui agit sur le sang appauvri et qui, combiné avec les sels et l'acide carbonique, est très-bien supporté par la plupart des lymphatiques, par ceux-mêmes chez lesquels le sous-carbonate de fer ou toute autre préparation ferrugineuse pure ne peut être employée.

Dans les affections dont nous parlons, c'est tantôt l'usage externe des eaux qui se trouve principalement indiqué, tantôt leur usage externe; mais dans la majeure partie des cas, on fera bien d'employer les deux voies à la fois, afin de réveiller l'activité des fonctions digestives, et de remédier à l'atonie et à la flaccidité de la peau.

Le rachitisme ou ramollissement avec déformation du tissu osseux n'étant que le dernier degré de l'affection scrofuleuse, les réflexions qui précèdent peuvent lui être appliquées ; mais il est certain que les résultats seront beaucoup plus lents et beaucoup moins prononcés.

ENGORGEMENTS GLANDULEUX ET AUTRES.

Les engorgements torpides des glandes cervicales et autres sont presque toujours l'indice d'une diathèse symphatique ou scrofuleuse ; l'action résolutive des eaux s'exerce sur elle par l'intermédiaire de la circulation. Nous avons vu souvent, comme nous l'avons dit à propos des scrofules, des engorgements ganglionnaires se dissiper très-rapidement à Châtel-Guyon ; mais presque toujours, avant de diminuer, les glandes devenaient d'abord plus chaudes, plus tendues, plus douloureuses.

L'induration simple du col de la matrice, distinct des indurations malignes, squirrheuses, se trouvent très-bien du traitement par les eaux ; les indurations de mauvaise nature ne se guérissent pas plus à Châtel-Guyon qu'ailleurs ; il faut quelquefois venir en aide au traitement par l'application de quelques sangsues, lorsqu'il survient une congestion plus ou moins forte dans les vaisseaux utérins.

L'eau est employée dans ces cas à l'intérieur et à l'extérieur ; on l'administre aussi sous forme d'injections et de douches ascendantes.

Les eaux de Châtel-Guyon, variées dans leur application, rendent encore de grands services dans le traitement d'anciennes fractures, d'entorses, de fausses ankyloses, d'atrophie musculaire, où il y a une sorte d'empâtement des tissus, et contre lesquelles les moyens pharmaceutiques sont à peu près sans action.

MALADIES DE LA PEAU.

Il s'en faut de beaucoup que toutes les maladies de la peau se produisent sous l'influence d'une diathèse, de la *diathèse herpétique*, comme on disait autrefois.

La peau peut être affectée accidentellement comme tous les autres tissus de l'économie, par une foule de causes morbides; plusieurs dermatoses tirent leur origine d'un état anormal des organes digestifs; tels sont les érysipèles répétés, la couperose, la mentagre.

Les maladies de la peau, quelle qu'ait été leur cause, ont une tendance fréquente à s'implanter pour ainsi dire, à résister à la thérapeutique et à l'hygiène et à se reproduire lorsqu'on en a obtenu la disparition.

Les eaux minérales de Châtel-Guyon conviennent parfaitement aux maladies de la peau produites sous l'influence d'une diathèse, en modifiant la constitution et en changeant les qualités du sang; elles réussissent également bien dans les affections cutanées développées sous l'influence des troubles digestifs, en régularisant les fonctions de l'estomac et du tube intestinal, et enfin, elles n'ont d'utilité réelle dans les autres dermatoses qu'autant que celles-ci, quoique accidentelles et ne dépendant d'aucune diathèse, se sont invétérées au point de former une nouvelle constitution à l'individu, une nouvelle diathèse pour ainsi dire. Ainsi, les affections de la peau consécutives à la gale, quand, par malpropreté et défaut de soins, on les a laissées se développer, déterminent une véritable diathèse herpétique. En dehors de ces considérations générales, nous devons dire que, quant à la maladie de la peau considérée en elle-même, l'état d'acuité ou d'excitabilité morbide de la peau peut faire varier beaucoup l'opportunité des eaux de Châtel-Guyon. Dans les époques d'exacerbation, on devra s'abstenir de tout traitement minéral ; les propriétés excitantes des eaux pourraient augmenter le mal, il faut attendre que la période d'exacerbation soit éteinte.

« Il faut encore avoir continuellement en vue, pour » l'application du traitement minéral aux dermatoses, » la possibilité que la disparition d'une affection cutanée soit suivie de l'apparition de phénomènes morbides d'un autre caractère et sur un autre siège (1), » c'est le phénomène de la métastase, rétrocession.

(1) Durand Fardel.

Il y a des maladies de la peau qui se déplacent avec une extrême facilité et qui alternent avec des accidents variés ; il faut alors de grandes précautions pour appliquer un traitement aussi énergique que celui des eaux minérales. D'autres dermatoses, au contraire, sont fixées depuis très-longtemps dans un lieu d'élection ; elles entretiennent, pour ainsi dire, la santé ; il n'y faut toucher, pour les guérir, qu'avec la plus grande circonspection et, dans le plus grand nombre des cas même les respecter, car leur disparition n'aurait jamais lieu sans inconvénient pour l'organisme et l'on verrait bien vite le contre-coup se faire sentir sur un autre organe.

En résumé, dans l'application du traitement des maladies de la peau par les eaux de Châtel-Guyon, il faut avoir toujours égard à la nature de la constitution, au tempérament, à l'état des organes et au degré d'acuité de l'affection cutanée.

Quant à l'influence des bains ou des applications extérieures sur les maladies chroniques de la peau, elle est très-salutaire, mais il faut employer de préférence les bains à une température un peu basse.

Dans tous les cas, il ne faut pas oublier que la guérison des maladies de la peau n'est obtenue qu'au bout d'un temps souvent très-long, et à force de persévérance dans le traitement.

STÉRILITÉ. IMPUISSANCE.

La stérilité, quelque cause qu'elle reconnaisse, est dans un très-grand nombre de familles une source de chagrins, de déboires, de désenchantements. La fortune n'a plus autant d'attraits quand on ne peut espérer de la transmettre à ses enfants; l'avenir est attristé, le travail est sans courage, les ennuis de la vie bien plus difficiles à supporter, quand on ne peut pas se retremper dans les caresses d'un enfant. Aussi attachons-nous une grande importance au traitement de cette affection.

Les causes de la stérilité dans les deux sexes sont très-nombreuses. — Chez la femme, les causes les plus connues sont: les maladies chroniques de l'utérus, des ovaires ou des trompes, l'inertie ou l'irritabilité de l'appareil utéro-vulvaire, l'abondance des leucorrhées.

Ces causes cependant ne sont pas les seules, car il est des femmes stériles chez lesquelles on ne peut reconnaître aucune de ces causes.

Les eaux de Châtel-Guyon jouissent depuis longues années, alors même qu'elles n'étaient connues que des habitants des environs, de la réputation de guérir cette affection. Nous avons voulu étudier sérieusement si ce *vox populi* était réellement l'expression de la vérité, et nous avons reconnu que, en plus de l'action thérapeutique, qui nous donne l'explication de plusieurs cas de guérison, il existait dans les eaux de Châtel-Guyon, une sorte d'influence secrète, qui se traduit chez quelques femmes par une aptitude toute spéciale à la fécondation.

Nous possédons plusieurs observations recueillies avec soin, démontrant la guérison de certains cas de stérilité, guéris par les eaux de Châtel-Guyon. Convaincu que nous sommes de l'importance de cette question pour le bonheur de beaucoup de familles, notre intention est de l'étudier avec soin et d'en faire l'objet d'un travail spécial.

Chez l'homme, dans certains cas d'impuissance, l'emploi bien dirigé de la douche peut rendre de très-grands services, en même temps que l'eau en boisson agit sur l'ensemble de l'économie, en stimulant les forces et en activant l'assimilation.

A la suite des inflammations des organes abdominaux, surtout celles du canal intestinal, qui ont duré longtemps ou qui se sont fréquemment renouvelées, soit que ces inflammations aient entièrement disparu, soit qu'elles subsistent encore à l'état chronique, on rencontre souvent, notamment chez les individus d'une constitution lymphatique, et beaucoup plus fréquemment chez les femmes que chez les hommes, une sorte d'empâtement dans les points plus ou moins étendus du mésentère ou même des engorgements très-distincts appartenant manifestement à des ganglions mésentériques plus ou moins développés et différant seulement par leur volume et leur dureté. On trouve quelquefois sur le même individu un grand nombre de ces tumeurs glandulaires plus ou moins grosses, ordinairement arrondies et plus ou moins mobiles. Quelquefois ces tumeurs acquièrent un volume considérable.

Ces engorgements cèdent souvent avec assez de facilité à l'action des eaux de Châtel-Guyon, mais ces maladies étant souvent la conséquence de quelque affection des intestins, l'état de ces organes doit toujours être pris en considération afin de ne pas donner au traitement une activité qui puisse y déterminer une trop grande excitation.

En résumé, avant de commencer un traitement par les eaux de Châtel-Guyon, il faut bien poser les indications, et ces indications ne peuvent être saisies que par le médecin; aussi ne devrait-on jamais abandonner l'usage de ces eaux qui sont très-énergiques à la discrétion des malades. Le médecin seul peut adapter le traitement à chaque cas individuel, parer quelquefois, par des moyens accessoires, aux accidents qui pourraient surgir pendant le traitement et suspendre celui-ci à temps, dans le cas où des contre-indications formelles viendraient à se déclarer.

V

MODE D'EMPLOI.

USAGE INTERNE. — USAGE EXTERNE.

Les eaux de Châtel-Guyon sont surtout employées à l'intérieur. La nature des maladies dans lesquelles on les emploie rend compte de ce mode d'administration. Le traitement interne peut se faire même loin des sources, car les expériences de notre confrère M. Aguilhon, à l'hôpital de Riom, et les nôtres, nous ont démontré d'une manière péremptoire que les eaux transportées ne perdent aucunement de leur action purgative.

Les eaux se boivent le matin; on commence ordinairement par de petites doses en augmentant progressivement, afin de ne pas agir trop brusquement sur les voies digestives et de ne pas trop purger. Il est rarement nécessaire de dépasser six à huit verres; il est essentiel de ne pas boire coup sur coup une grande quantité d'eau qui chargerait l'estomac et pourrait purger trop fortement. Pour éviter ces inconvénients, on met un intervalle d'un quart d'heure entre chaque verre. L'estomac devra se trouver à l'état de vacuité pour que le liquide soit plus facilement absorbé. Le mouvement en plein air, pendant que l'on boit l'eau, est utile en ce qu'il convient par lui-même à presque tous les malades qui suivent ce traitement, et en ce qu'il peut favoriser le passage de l'eau par les premières et secondes voies.

Selon la qualité d'eau ingérée on obtiendra des effets différents, soit purgatifs, soit laxatifs, soit diurétiques; les doses ne peuvent donc être fixées d'avance; elles varieront suivant la maladie, le résultat que l'on veut obtenir, la constitution du malade, son âge, etc., suivant enfin les indications et les contre-indications.

L'eau doit être bue pure, aussitôt puisée, afin que le gaz ne s'en échappe pas; la pratique qui consiste à ajouter du sulfate de magnésie à l'eau est une habitude défectueuse, car il est bien rare de rencontrer des malades réfractaires à l'action purgative de l'eau, si on a le soin de persister dans l'usage de l'eau en boisson en augmentant graduellement les doses. Il est quelques personnes qui éprouvent de la répugnance et des envies de vomir à la moindre dose; il faut avoir soin dans ce cas d'agir avec beaucoup de précaution, et même, comme le dit M. le docteur Aguilhon, dont l'expérience est si éclairée en cette matière, de couper l'eau avec une infusion de tilleul ou de coquelicot.

Les effets purgatifs suivent d'assez près l'ingestion des eaux; ces effets sont très-différents suivant les individus; chez les uns, les mêmes doses d'eau minérale n'occasionnent qu'une selle, tandis que chez d'autres les selles sont très-nombreuses; il en est quelques-uns qui en ressentent les effets pendant toute la journée, après des doses relativement très-faibles.

La durée du traitement ne peut pas être exactement limitée; plusieurs semaines sont toujours nécessaires pour produire un effet suffisant sur des maladies chroniques du genre de celles que l'on rencontre à Châtel-Guyon.

On peut continuer le traitement pendant l'époque menstruelle chez quelques femmes; mais il est plus prudent de suspendre tout-à-fait le traitement chez celles qui sont abondamment réglées.

La menstruation éprouve souvent des retards ou des retours plus fréquents pendant le traitement, mais elle se régularise dès qu'on a cessé de prendre les eaux.

Dans les bouteilles d'eaux transportées, il se forme au bout de quelques jours un dépôt jaunâtre ocré dont la composition chimique n'est pas encore exactement établie. Il est utile d'en prévenir les personnes qui croiraient, en voyant ce dépôt, avoir de l'eau altérée; il faut avoir la précaution de verser lentement de manière à ce que le dépôt reste au fond du vase, pour ne pas troubler l'eau et la boire sans dégoût.

La quantité d'eau prise à domicile doit être d'une bouteille par jour ; il est rarement utile d'augmenter cette dose.

Quoique l'application de l'eau de Châtel-Guyon à l'extérieur du corps ne soit que secondaire, les bains, les douches, etc., n'en sont pas moins une précieuse ressource et un auxiliaire puissant dans un grand nombre de cas.

Suivant le degré d'irritabilité des organes qu'on aura à traiter, les bains devront être pris à une température plus ou moins élevée. La durée du séjour au bain devra également varier suivant les maladies et les malades.

Les douches sont disposées dans l'Établissement de manière à pouvoir remplir toutes les indications médicales ; le nombre des baignoires va être bientôt considérablement augmenté, de manière que les malades pourront choisir le moment qui leur sera le plus convenable pour prendre leur bain.

Le régime suivi par les malades, pendant l'usage des eaux, ne doit pas être indifférent ; mais, comme pour les doses, ce régime varie suivant le malade et la nature de la maladie. Ce serait une grande erreur que de vouloir établir des règles fixes à cet égard ; les uns, en effet, d'une constitution lymphatique ou scrofuleuse, ont besoin d'un régime analeptique, de viandes, de vin ; d'autres, au contraire, sont obligés de ménager leur estomac, de manger peu à la fois et des aliments de facile digestion ; d'autres, enfin, de constitution pléthorique, doivent resteindre beaucoup leur alimentation et la choisir peu nourrissante.

Tandis que certaines maladies, comme les scrofules, demandent une température élevée pour être plus facilement guéries, et exigent de préférence le séjour à Châtel-Guyon pendant les mois de juin et de juillet, d'autres au contraire, telles que les maladies du foie et de la rate, se trouvent beaucoup mieux dans les mois où la température est plus tempérée, comme la fin du mois d'août et le mois de septembre.

Toutes les fois que le temps et les forces le permettent, le malade doit user de la promenade ; l'exercice étant un adjuvant précieux du traitement thermal.

Enfin si pendant leur séjour aux eaux, les malades ont suivi un régime particulier, ils ne devront pas l'abandonner brusquement ; ils devront au contraire, de retour chez eux, le continuer pendant quelque temps, surtout si les organes digestifs, longtemps malades, ont besoin de ménagement.

VI

CHATEL-GUYON.

PROMENADES. — CLIMAT. — HOTELS.

Je cède la plume à M. Hippolyte Gomot, avocat à Riom, qui a décrit avec un grand talent et dans un style poétique ravissant, les beautés pittoresques de Châtel-Guyon :

« De tous les sites, dit-il, qu'offre aux regards du » touriste la magnifique Limagne, il n'en est pas de » plus ravissant, de plus propre à charmer l'imagina- » tion du poète ou de l'artiste, que celui qui s'étend » comme un panorama féérique entre Riom, l'ancienne » capitale du duché d'Auvergne, et la pittoresque » vallée de Châtel-Guyon de féodale mémoire. Il » semble qu'au milieu de cette plantureuse nature, la » Providence, par un de ces mystérieux contrastes qui » sont pour l'observateur de saisissantes leçons, ait à- » dessein placé l'espérance près du souvenir, l'élégante

» construction moderne à côté du vieux manoir en » ruines, l'activité et la vie en face du silence et de la » mort.....»

Parmi les buts de promenade et d'excursion, le malade de Châtel-Guyon peut oublier un instant ses souffrances, en visitant d'abord cette vieille église de Mozat, autrefois célèbre, faisant partie d'une puissante abbaye, dirigée par un chapitre renommé ; puis le vieux donjon de Tournoël, qui se montre baigné dans la lumière à mesure que l'horizon s'élève ; tout à côté, ce sont les fameuses carrières de Volvic, toujours inépuisables, aux pieds des cratères béants, au milieu de leur lave éteinte et de leurs cendres refroidies. « Le volcan, » comme le dit si bien M. Gomot, le volcan qui a tout » enseveli sous sa lave ardente, sert à reconstruire » nos villes, les châteaux, les chaumières ; les cré- » neaux de la forteresse, transformés sous le ciseau » moderne, ornent nos parcs et nos jardins. »

Un autre but de promenade, c'est le château de Chazeron, un nid d'aigle sur la montagne ; il se perd dans le nuage, et l'on dit que son histoire est pleine de fantastiques récits.

Il y a quelques années, on voyait à peine près des sources une chétive bicoque visitée par quelques pauvres infirmes, là où l'on voit aujourd'hui un Etablissement charmant, frais et coquet, rempli de vie et d'animation. Châtel-Guyon, longtemps ignoré, a pris rapidement un rang important parmi les stations thermales, grâce aux propriétés essentiellement purgatives de ses eaux, les plus rares de France, et l'une des richesses hydrologiques les plus précieuses de l'Auvergne, pourtant si riche en productions thermales.

Chaque saison a amené une heureuse innovation; le confortable s'est peu à peu établi à la suite des malades dont le nombre s'accroît chaque année. Le village s'est transformé; les chaumières disparaissent et font place à de jolies maisons blanches, divisées en chambres garnies. Trois hôtels somptueux viennent d'être construits. L'hôtel *Barthélemy*, le plus ancien des trois, situé au centre du village, se recommande par la bienveillance et l'affabilité du propriétaire. L'*Hôtel des Thermes* et l'*Hôtel des Bains*, de construction toute récente, situés en face de l'Etablissement thermal, vont offrir cette année tout le confortable désirable.

Le climat de Châtel-Guyon est très-favorable aux malades; la trop grande chaleur de l'été y est tempérée par des courants d'air frais venant de la montagne; l'Etablissement y est protégé du vent à tous aspects par les côtes élevées qui l'environnent.

Riom est station du chemin de fer.

Quatre services d'omnibus partent chaque jour de Riom pour Châtel-Guyon.

TABLE DES MATIÈRES.

Riom, imprimerie de U. Jouvet.

www.ingramcontent.com/pod-product-compliance
Ingram Content Group UK Ltd.
Pitfield, Milton Keynes, MK11 3LW, UK
UKHW031944260826
14628UKWH00004B/1847

9 782019 652982